ÉTABLISSEMENT THERMAL

DE

SAINT-HONORÉ-LES-BAINS

(NIÈVRE)

A L'ÉTABLISSEMENT THERMAL

DE SAINT-HONORÉ-LES-BAINS (NIÈVRE)

—

1860

Par M. Richard Certambert

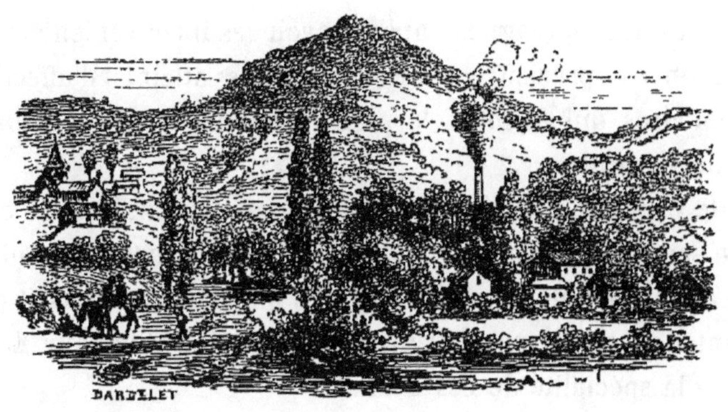

EAUX SULFUREUSES THERMALES

DE

SAINT-HONORÉ-LES-BAINS

(NIÈVRE).

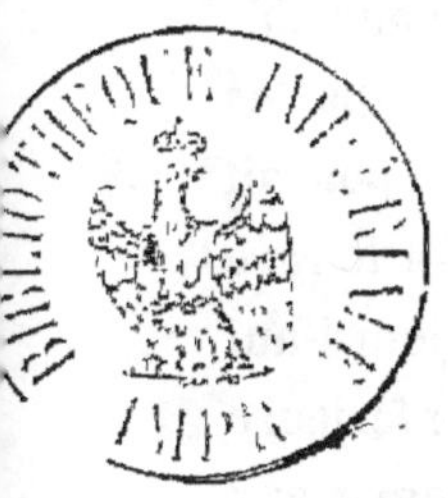

Topographie. —L'établissement thermal de Saint-Honoré, le seul établissement d'eaux sulfureuses du centre de la France, est situé à dix kilomètres de Moulins-Engilbert, à 40 kilomètres d'Autun et 64 de Nevers. Son altitude est de 302 mètres au-dessus de la mer. Entouré au nord et à l'est par les montagnes boisées du Morvand, Saint-Honoré, grâce à ces abris naturels,

1860

jouit d'un climat relativement doux et de tous les avantages pittoresques des montagnes, sans en avoir les inconvénients. Cette condition est précieuse pour les malades atteints d'affections pulmonaires qui forment la plus grande partie de la clientèle de Saint-Honoré.

Cette clientèle s'est formée d'elle-même, et, on peut le dire, par la seule vertu des eaux. Avant même que l'analyse chimique de la source ait été faite, l'expérience populaire conduisait déjà à Saint-Honoré le même genre de malades qu'attire aux Eaux-Bonnes la spécialité de ces eaux.

Cette analogie de composition et d'action médicale entre certaines sources pyrénéennes et les eaux de Saint-Honoré est d'une très-grande importance, si l'on considère l'isolement de ces eaux au centre de la France, loin de toute source du même genre. Les médecins et les malades du nord, de l'ouest, de l'est et du centre de la France ont bien souvent l'occasion de regretter l'éloignement des Pyrénées, et beaucoup d'affections cruelles sont ainsi, chaque année, privées d'un remède indispensable que les malades ne peuvent pas aller chercher au loin. Les eaux sulfureuses sodiques groupées, en effet, exclusivement dans les Pyrénées, ne sont accessibles qu'aux malades riches. Cela pouvait suffire à une époque où les traitements thermaux étaient le rare privilége de quelques favoris de la fortune ; mais aujourd'hui que les malades appartenant aux classes moyenne et inférieure de la société peuvent se déplacer plus facilement et recourir aux bienfaits des eaux minérales, la création de l'établissement de Saint-Honoré est venue combler un *desideratum* regrettable.

Historique. — Les Romains avaient déjà compris toute l'importance géographique de cette station sulfureuse isolée au centre de la Gaule. Des ruines remarquables et six cents médailles des empereurs trouvées dans un des puits d'où émerge encore la principale source ont permis à M. Hase, de l'Institut, et à un savant archéologue de Nevers, Mgr Crosnier, de fixer à Saint-Honoré la position jusque-là indécise des *Aquæ Nisinæi.* A l'époque où Jules César couvrit tout le Morvand de ruines, Saint-Honoré, ville gauloise, alors Arbandal, dut à ses sources déjà connues et fréquentées, la faveur d'attirer l'attention du grand peuple. Aimon (*de Antiquitatibus ecclesiasticis*) raconte qu'un essai en fut fait par l'ordre de C. Antistius Reginus, commandant des légions de César dans le Nivernais. Les soldats romains attaqués d'une lèpre hideuse, dit Aimon, furent guéris, et les ruines de la ville gauloise obtinrent toutes les faveurs de la mode romaine. C'est probablement à cette époque que fut fondé le premier établissement romain ; les fouilles ont permis de constater à Saint-Honoré l'existence de deux établissements successifs, le premier ayant été détruit dans une invasion. D'ailleurs, les *Aquæ Nisinæi* durent avoir souvent à souffrir des invasions barbares. M. Buillot, archéologue distingué d'Autun, a fait le premier la remarque que, dans la série des monnaies impériales découvertes à Saint-Honoré, on ne trouve aucune monnaie des empereurs sous lesquels il y a eu des invasions dans les Gaules. La constance que mirent les Romains à restaurer plusieurs fois les thermes de *Nisinæus* témoigne de l'importance qu'ils y attachaient. On retrouve à Saint-Honoré quatre voies romaines qui y conduisaient les baigneurs de tous les points de l'empire. L'empereur Probus, d'abord, et, plus tard, en 310, Constantin le Grand, vinrent visiter ces eaux et contribuèrent beaucoup à leur fortune. Il est impossible de fixer l'époque du dernier sac de Saint-Honoré. Enfoui dans la vase d'un étang formé par l'eau minérale, le souvenir de l'établissement romain resta à peine dans les traditions locales durant le moyen âge et les temps modernes. Le dessèchement de l'étang thermal à la fin du siècle dernier, et des fouilles successives en 1820, en 1838 et en 1851, révélèrent l'importance des sources. Ce ne fut qu'en 1854 que leur propriétaire, M. le marquis d'Espeuilles, sénateur de l'empire et maire de Saint-Honoré, confia leur aménagement et la construction d'un grand établissement thermal, actuellement terminé, à M. l'ingénieur en chef Jules François, l'habile créateur des nouveaux établissements de Luchon, de Vichy, d'Aix en Savoie. L'établissement de Saint-Honoré est actuellement un des plus complets de France. Les appareils d'inhalation y sont surtout remarquables. Ouverte depuis trois ou quatre ans seulement, cette station thermale voit, chaque année, le nombre de ses visiteurs s'accroître. La naïade aimée des vétérans de César attend peut-être ceux de Napoléon, pour sortir complétement de son long sommeil et attirer les faveurs de la mode française.

Sources thermales. — Situées à 272 mètres au-dessus du niveau de la mer, à 30 mètres au-dessous du bourg, dans la vallée, les sources de Saint-Honoré coulent au pied d'une roche de porphyre rose, à la limite même des terrains ignés et à leur jonction avec les couches calcaires. Les travaux de déblais exécutés par les Romains et pratiqués dans les arkhoses qui enveloppent le soulèvement primitif du Morvand entre les porphyres et les couches jurassiques (calcaires à gryphées), ont été poussés jusqu'à une profondeur de 7 mètres, et l'on a pu reconnaître que les griffons naturels des eaux étaient placés dans la direction des roches porphyriques. Les travaux de captage ont eu pour résultat d'isoler, au moyen d'énormes masses de béton, les sources thermales des infiltrations étrangères et de s'opposer à un mélange continuel qui s'établissait entre elles, avant les travaux, à travers les communications souterraines établies naturellement entre les anciens puits romains ; les sources sont au nombre de cinq, et, réunies, elles versent 855 360 litres par vingt-quatre heures. Deux d'entre elles, les sources des *Romains* et de la *Marquise*, émergent encore actuellement d'anciens puits romains et paraissent avoir été, par le grand nombre des monnaies antiques qu'on y a trouvées, les plus employées des anciens, peut-être à cause de leur température un peu plus élevée ; la température des sources est de 26° à 31°.

Analyse chimique. — L'analyse de M. O. Henry, faite avant les travaux de captage, indique 0,070 litres d'acide sulfhydrique libre, et 0 litre, 003 de sulfure alcalin par litre ; cette proportion relativement forte d'acide sulfhydrique a fait placer les eaux de Saint-Honoré en tête du tableau comparatif de la quantité de ce gaz dressé par M. Herpin de Metz[1]. Le sulfure alcalin y a, par contre, été trouvé en très-petite quantité. Mais, s'il est vrai d'ailleurs, que « ce ne sont pas les eaux les plus riches en soufre dont l'activité est le plus énergique sur l'économie, mais celles qui dégagent le plus d'acide sulfhydrique[2] » inspiré par les malades, les eaux de Saint-Honoré devront être considérées comme chimiquement composées d'une manière satisfaisante, et, de plus, paraître éminemment propres au traitement des affections pulmonaires et cutanées par les inhalations sulfureuses. C'est, en effet, la spécialité qu'elles ont prises dès leur naissance. Une certaine analogie d'effets médicaux et de com-

1. *Études médicales, scientifiques et statistiques sur les principales eaux de France, d'Angleteterre et d'Allemagne*, p. 248.
2. M. Herpin, *loc. cit.*, p. 250.

position chimique et la ressemblance des températures ont fait souvent comparer les eaux de Saint-Honoré aux Eaux-Bonnes :

TABLEAU COMPARATIF DES ANALYSES DES DEUX SOURCES, FAITES TOUTES LES DEUX PAR M. O. HENRY.

Eau. 1 *litre.*

	Saint-Honoré.	Eaux-Bonnes.
Acide sulfhydrique libre	0,070	0,0055
— carbonique libre	1/9 vol.	0,0064
Azote	Indét.	
Oxygène	Indét.	
Bicarbonates de chaux — de magnésie	} 0,098	
— de soude et de potasse	0,040	
Carbonate terreux	0,069	
Silicates : Potasse — Soude	} 0,034	
— Alumine	0,023	0,0048
Sulfates anhydres de soude	0,132	
— de chaux	0,032	0,1180
— de magnésie		0,0125
— de sulfure alcalin	0,003	
Chlorure de sodium	0,300	0,3423
— potassium	0,005	traces.
Iodure alcalin	traces	
Oxyde de fer, matière organique	0,007	
Oxyde de fer et acidique silicique		0,0160
Matière organique, glairine rudimentaire	Indét.	Indét.
Matière organique sulfurée		0,1065
	0,674	0,6045

Ces deux analyses présentent, comme on le voit, une ressemblance remarquable.

L'étude des conferves thermales qui vivent dans les eaux vient confirmer encore l'analogie chimique. « Les dépôts organiques recueillis dans les conduites des sources ou au fond des bassins, dit M. Cazin, dans son savant travail sur les conferves thermales de Valdieri et de Saint-Honoré, lu dans la séance de la Société d'hydrologie médicale de Paris du 21 février 1859, méritent une attention particulière comme étant des produits véritablement hydro-minéraux et pouvant fournir comme tels des indications précises sur la nature de l'eau. A la première vue, on est frappé de la ressemblance de ces matières avec celles propres à la plupart des eaux des Pyrénées. C'est le même aspect mucoso-filamenteux noirâtre. On pressent qu'on a affaire à une eau sulfurée et qu'on va y constater la présence de la sulfuraire (*leptomitus sulfuraria*, Montag et K. G.) colorée adventivement en noir par du sulfure de fer, et cette prévision est justifiée par un examen plus approfondi. La sulfuraire est, en outre, accompagnée de deux conferves analogues aussi à d'autres qu'on rencontre dans certaines eaux pyrénéennes. Je dirai encore, comme une chose très-remarquable pour des eaux qui ont tant d'analogie avec les eaux sulfurées des Pyrénées, que je n'ai pas vu de traces de la substance observée par moi particulièrement dans les eaux de Luchon, où elle est si abondante, et que j'ai décrite et désignée sous le nom de sulfodiphthérose (conferve à ranger parmi les cryptococcus). »

D'après ce qui précède, il paraît donc incontestable que les eaux de Saint-Honoré sont bien des eaux sulfurées sodiques analogues aux eaux des Pyrénées, et qu'on ne saurait aucunement les confondre avec les eaux froides sulfurées calciques du bassin de la Seine, Enghien, Pierrefonds, que leurs propriétés physiques, chimiques et thérapeutiques doivent faire ranger dans une classe spéciale, très-différente des eaux pyrénéennes.

Description de l'établissement. — L'établissement thermal, pittoresquement adossé contre le rocher, dont il n'est séparé que par une petite allée, est placé au-dessus des puits romains. Sa façade, exposée à l'ouest, a 56 mètres de longueur ; la largeur ou profondeur de l'établissement est de 20 mètres. Un grand portique vitré, placé entre les deux galeries latérales, donne accès dans une salle centrale de 10 mètres de largeur sur 11 de profondeur. C'est dans cette salle, qui sert de salle d'attente et de conversation aux promeneurs, que s'ouvrent les deux galeries latérales, et au fond les salles d'inhalation, qui en sont séparées par de grandes portes vitrées. Chaque aile latérale, de 11 mètres de profondeur sur 20 de largeur, est composée d'une galerie centrale sur laquelle s'ouvrent, de chaque côté, les cabinets de bains ou de douches. L'aile gauche, ou du nord, contient seize cabinets avec baignoires de pierre et en faïence de Nevers, alimentées exclusivement par l'eau de la source de la Crevasse. Le débit considérable de cette source permet de se passer de réservoirs. Huit cabinets de bains sont munis d'appareils à douches; l'un d'entre eux contient, en outre, une boîte à vapeur pour l'administration des bains russes et des douches de vapeur d'eau. Au fond de chaque baignoire, il y a une ouverture à vis, à laquelle un tuyau de caoutchouc peut être adapté à volonté pour l'administration des douches internes. Un chauffoir pour le linge occupe, au milieu de la galerie, l'emplacement d'un cabinet. En face du chauffoir, se trouve l'escalier qui conduit au premier étage, où sont placés des réservoirs ou bâches à douches, immédiatement au-dessus des cabinets de douches. Les bâches sont elles-mêmes alimentées par un appareil caléfacteur dont il sera parlé plus loin. L'aile droite, ou du sud, est spécialement consacrée au service des douches sans bains. Trois cabinets avec piscines à douches sont affectés à ce genre de traitement et munis de tous les appareils usités en hydrothérapie thermale : douches chaudes, froides, écossaises, graduées, en pluie, en arrosoirs, jets, lames, etc.... A chacun de ces cabinets est attachée une salle de repos avec lit. Des lunettes en bois placées dans l'intérieur de la cloison qui sépare les deux cabinets sont destinées à l'administration des douches partielles. L'aile droite contient, en outre, un cabinet avec deux bains de siége (jets continus en arrosoir et simple jet), un cabinet pour douches ascendantes, un cabinet de repos, un chauffoir, un cabinet pour la distribution des cartes de bains, deux cabinets de bains de pieds, enfin quatre cabinets alimentés par la source des Romains. Ces baignoires suffisent aux besoins du service. Le plan des thermes contient des galeries semblables et symétriques; deux autres galeries pourront être ajoutées dans le cas où l'affluence des baigneurs l'exigerait.

La salle d'inhalation est la partie la plus intéressante de l'établissement de Saint-Honoré. Voici la description qu'en donne M. le docteur Allard dans une esquisse d'une monographie des eaux de Saint-Honoré. « La salle d'inhalation, dit-il, a 9 mètres de largeur sur 8 de longueur; deux ouvertures en forme de puits, de 1 mètre 50 centimètres de largeur sur 2 mètres de profondeur, reçoivent les jets en cascades des sources. Une roue hydraulique horizontale, à palettes héliçoïdes, tournant sans cesse au fond de chacun de ces puits sous l'impulsion d'un jet continu d'eau sulfureuse venant directement de sa source, désulfure l'eau à sa température naturelle en la battant avec l'air, et imprime à la vapeur sulfureuse naissante un courant ascendant jusque dans la salle, où la température oscille entre 24° et 27° cent. [1], suivant la température et l'état barométrique de l'atmosphère. L'hygromètre de Saussure y marque de 95° à 100°. Les monnaies d'argent et le papier blanc trempé dans une solution d'acétate de plomb y prennent une couleur noire très-foncée au bout de quelques heures. On éprouve en entrant dans la salle une sensation d'odeur sulfureuse qui n'a rien de désagréable et une chaleur douce générale ; toutes les parties de l'atmosphère de la salle en hauteur et en largeur ont la même température et la même sulfuration. Il n'est pas nécessaire d'y revêtir des vêtements *ad hoc;* on peut y lire, y écrire, sans autre inconvénient que celui de voir le papier mouillé au bout de quelque temps. Après quelques minutes de séjour dans la salle, les personnes qui n'y sont pas habituées sentent leur tête se congestionner et leur cœur battre plus vite que de coutume. Mon pouls, qui bat ordinairement 70 fois par minute, bat 90 fois au bout de 15 à 20 minutes de séjour dans la salle. La peau s'y couvre d'une moiteur douce ; quelques personnes y éprouvent dès l'abord un peu de gêne de la respiration, mais c'est le plus petit nombre, car les inhalations ont au début, au contraire, une action sédative, hyposthénisante très-marquée ; leur respiration s'y fait plus librement au bout de quelques séances. L'expectoration, d'abord facilitée, quelquefois même augmentée dans une courte période de légère excitation, ne tarde pas à diminuer et même à se supprimer quelquefois. Je vois, en effet, presque constamment les râles humides qui tiennent à une sécrétion exagérée de la muqueuse bronchique disparaître sous l'influence de l'inhalation. Les malades

1. Avant l'installation des roues horizontales et des jets d'eau minérale, la salle n'avait qu'une température de 22°.

s'y trouvent bien à ce point, que j'ai vu des gens atteints de catarrhe bronchique ou des asthmatiques y passer sept et huit heures par jour non-seulement avec avantage, mais même sans ennui. Outre les grandes portes vitrées dont j'ai parlé, de grandes fenêtres munies de carreaux mobiles, ventilateurs, donnent du jour à la salle. L'établissement contient, en outre, un vaporarium construit sur le modèle de celui du mont Dore, pour l'administration des vapeurs forcées. »

Une usine attenante à l'établissement contient une machine à vapeur destinée à la caléfaction de l'eau des douches et des bains. Des appareils propres à l'hydrothérapie froide sont installés d'une manière très-complète à Saint-Honoré. C'est là une heureuse chose pour toute cette partie du centre de la France dépourvue d'établissement hydrothérapique.

Action physiologique et thérapeutique des eaux de Saint-Honoré.— M. Allard, inspecteur des eaux de Royat, ex-médecin inspecteur des eaux de Saint-Honoré, a appelé l'attention sur l'action calmante, hyposthénisante de ces eaux, au début du traitement ou quand leur administration ne dépasse pas une certaine limite de durée. Elles se rapprochent, par leur nature minérale, des eaux de Saint-Sauveur, de Moligt, de Weilbach. Elles sont moins excitantes que les Eaux-Bonnes. Plus faciles à manier, moins dangereuses par cela même, elles peuvent être très-utiles contre certaines formes morbides subaiguës qui pourraient avoir à redouter l'activité des Eaux-Bonnes. C'est surtout à propos de ces deux sources que l'on doit dire que, si l'on peut rencontrer une certaine analogie entre plusieurs sources minérales, jamais on ne les trouvera semblables. Employées, il est vrai dans un grand nombre de cas indifféremment avec un égal succès, elles présenteront pourtant certaines indications thérapeutiques spéciales.

Saint-Honoré doit être recommandé aux malades atteints de phthisie pulmonaire au début ou à la deuxième période, et encore ces malades ne doivent-ils demander aux eaux que l'amélioration ou la guérison de leurs catarrhes. M. Allard établit relativement à Saint-Honoré une distinction tranchée entre la phthisie tuberculeuse essentielle et la phthisie scrofuleuse. La première, suivant ce médecin, est toujours rebelle à l'action sulfureuse ; la seconde seule est modifiée souvent avec avantage. L'eau de Saint-Honoré peut être employée à toutes les périodes de cette maladie. M. Allard professe, d'après M. Bazin et d'autres auteurs, que le tubercule est un produit commun à la disthère tuberculeuse essentielle et à la scrofule. Suivant M. Allard, ce produit morbide ne subirait une influence heureuse du traitement sulfureux, que lorsqu'il serait de nature scrofuleuse.

M. Allard, dans le tome V des *Annales de la Société d'hydrologie*, a précisé l'indication des eaux de Saint-Honoré contre les catarrhes scrofuleux des bronches ou du larynx. Ce médecin insiste sur les moyens hydriatiques autres que l'eau sulfureuse elle-même, sur les vapeurs, les inhalations, les bains et les douches révulsives, dans le traitement des catarrhes de nature rhumatismale. M. Allard croit à une corrélation intime entre les affections catarrhales et les affections cutanées[1]. Les eaux de Saint-Honoré guérissent les scrofulides bénignes, et peuvent être employées dans certains cas où les affections conservent encore une légère subacuité. D'une manière générale, on peut dire que les eaux de Saint-Honoré sont indiquées dans le traitement de toutes les affections suintantes de la peau. Les

1. *De la thérapeutique hydrominérale des maladies constitutionnelles*, *Annales de la Société d'hydrologie*, t. VI.

affections sèches ou hyperesthésiques n'en subissent qu'un effet nul ou défavorable. On traite encore avec succès à Saint-Honoré certains catarrhes vésicaux, utérins ou vaginaux que M. Allard envisage sous le même point de vue que les affections dont nous venons de parler. Dans une certaine mesure, on peut en dire autant de la dyspepsie, dont on observe de nombreux cas de guérison à Saint-Honoré.

Les moyens hydrothérapiques très-complets dont est muni l'établissement de Saint-Honoré, permettent d'y traiter certaines maladies contre lesquelles les eaux sulfureuses ne sont pas *spécialement* indiquées : la chlorose, les douleurs rhumatismales, les paralysies, etc. L'asthme ou l'emphysème pulmonaire, rebelles généralement à tout traitement, subissent le plus heureux effet, ordinairement, des inhalations sulfureuses à Saint-Honoré.

Quant aux contre-indications, elles ne sont formelles que dans le cas de fièvre hectique tuberculeuse, d'hémoptysie fréquente et abondante. Les goutteux y doivent être traités avec précaution.

Curiosités. — Le séjour de Saint-Honoré ne doit pas seulement attirer les malades, mais les touristes, les artistes, les archéologues y trôuveront de nombreux buts de charmantes excursions : le Château de la Montagne et sa fabrique de poteterie, l'étang du Seu, le Vieux-Chêne, le Désert, la Vieille-Montagne, l'église romane de Semelay, Vandenesse et ses hauts fourneaux, l'étang de Chèvres, Moulins-Engilbert, la ferme-modèle de Poussery, la fabrique de porcelaine de Fours, les carrières de marbre de Champrobert, La Roche-Milay, Decize, le Creuzot, Imphy, les forges et fonderies impériales de Guérigny, Fourchambault, le Beuvray, Château-Chinon, les sources de l'Yonne, Autun, Vézelay, l'étang des Sétons, l'abbaye de Sept-Fonds, etc.

Saint-Honoré est à treize ou quatorze heures de Paris, et, quand les chemins de fer de Paris à Nevers par Montargis et de Nevers à Chagny seront terminés, il n'en sera plus qu'à sept ou huit heures. Un excellent service des messageries impériales établi entre Nevers et Autun par Moulins-Engilbert et un service spécial des postes entre Saint-Honoré et Nevers rendent les abords de cette station thermale très-faciles.

INDICATION DES VOITURES

De Nevers à Saint-Honoré-les-Bains, deux départs par jour : l'un par Decize, l'autre par Moulins-Engilbert. — Départ des deux courriers à cinq heures du matin (bureau : place du Collége, nº 1).

De Moulins-sur-Allier, un départ par jour, à cinq heures du matin (bureau : hôtel du Dauphin).

Ligne du chemin de fer de Lyon, par la Bourgogne. — De la station de Chagny, voiture allant à Autun, avec correspondance pour Saint-Honoré, par Château-Chinon.

Un excellent hôtel est situé près de l'établissement. Le bourg entier loge, en outre, les baigneurs, qui peuvent y trouver toutes les ressources désirables.

S'adresser, pour les détails, au régisseur des thermes, et, pour les consultations, à M. le docteur Collin, *médecin inspecteur de l'établissement, nouvellement nommé à la station thermale de Saint-Honoré par S. E. M. le ministre de l'agriculture, du commerce et des travaux publics.*

CARTE TOPOGRAPHIQUE

DE

SAINT-HONORÉ-LES-BAINS

ET DE SES ENVIRONS.

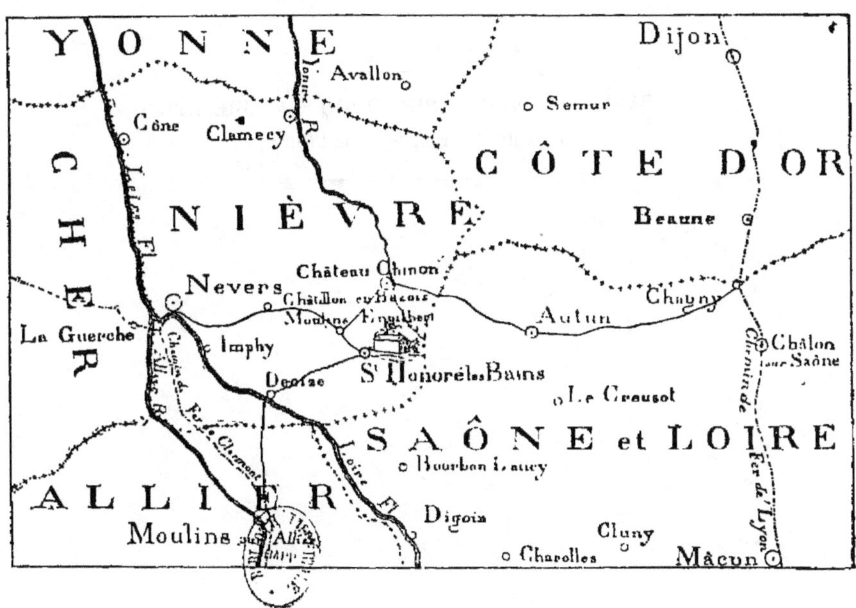

PARIS. — IMPRIMERIE DE CH. LAHURE ET Cie
Rues de Fleurus, 9, et de l'Ouest, 21

28

www.ingramcontent.com/pod-product-compliance
Lightning Source LLC
LaVergne TN
LVHW052038160826
845678LV00003B/1419

* 9 7 8 2 3 2 9 6 2 2 6 0 6 *